Schnarchen

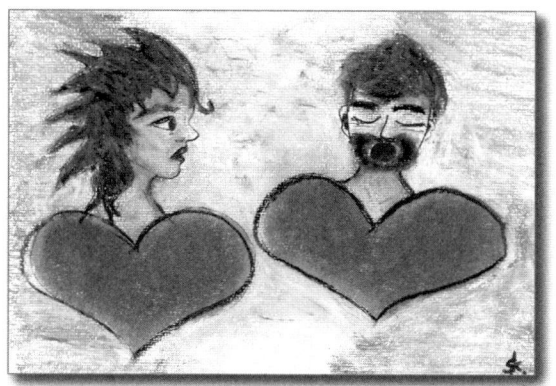

© Felicitas Hübner Verlag GmbH, Lehrte 2005
1. Auflage 2005, 2. Auflage Oktober 2009,
3. Auflage Juli 2010

Titelillustration: © Peter Hübner 2005
Illustration S.1: © Sabine Krüger, Sylt 2005
Illustration S. 37: © Winfried Krüger, Berlin 2009

Druck und Bindung: CPI – Clausen & Bosse , Leck

Felicitas Hübner Verlag GmbH
Hagenstr. 10 • D-31275 Lehrte
Tel. 05132-8399-0 Fax 05132-8399-69
E-Mail: info@fh-verlag.de
www.fh-verlag.de

ISBN 978-3-927359-38-3

Sabine Krüger

Schnarchen

oder das Konzert
der geschluckten Kröten

und wie man sie
zum Schweigen bringt

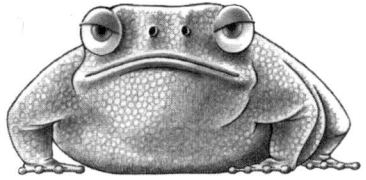

DIE ANTI-SCHNARCH-THERAPIE

für Männer
Frauen
Kinder

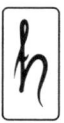

Felicitas Hübner Verlag

Inhalt

Liebe Schnarcherinnen und Schnarcher,
liebe Schnarchopfer,

»Schnarchen oder das Konzert der geschluckten Kröten«
ist auch in dieser Auflage ein eher kleines Buch ge-
blieben.

Sein teilweise provozierender Inhalt hat viele ernste,
aber durchaus auch humorvolle Diskussionen ent-
facht und ist zur erfolgreichen Therapie gegen das
Schnarchen bestens geeignet.

Alle Tipps, Tricks und Therapie-Schritte in diesem
Buch basieren auf den Ergebnissen meiner langjäh-
rigen Recherchen unter Schnarchern und Schnarchopfern sowie auf Erkenntnissen aus eigenen Erfahrungen mit Schnarchern.

Innerhalb der Partnerschaft die Nächte in getrennten
Schlafzimmern zu verbringen, ist für mich auf Dauer
nie eine zufrieden stellende Lösung gewesen.
Ich begann, mir unterschiedliche Schnarch-Stopp-
Strategien auszudenken und damit zu experimentieren,
nicht zuletzt aus Mitgefühl mit dem Schnarcher.

Das krampfartige, lautstarke Einsaugen und Ausstoßen der Atemluft hat etwas Selbstquälerisches und ist nur schwer zu ertragen, besonders wenn man den Schnarcher liebt.

Die Ergebnisse der unterschiedlichen Vorgehensweisen waren verblüffend, schon nach kurzer Zeit reduzierte sich zunächst die Lautstärke meines Schnarchers um etwa zwei Drittel ihrer Dezibel-Zahl.
Es folgten immer mehr schnarchfreie Nächte und der Allgemeinzustand meines Partners besserte sich spürbar. Seine Tages-Müdigkeit verringerte sich, seine seelische Grundstimmung besserte sich merklich.
Das von mir empfohlene Singen als Therapie-Schritt war ihm lange Zeit äußerst suspekt. Glücklicherweise haben inzwischen Wissenschaftler vom britischen *Royal Exeter Hospital* in einer Studie bewiesen, dass das Singen eine ausgezeichnete Therapie gegen das Schnarchen ist (Studie: Juli 2005). Das dürfte die letzten Zweifel an der Wirksamkeit der Sangeslust beseitigen.

Im vorliegenden Buch werden Sie vergeblich nach einer Aneinanderreihung der neuesten Schreckensmeldungen über mögliche bedrohliche Erkrankungen als Folge der Schnarcherei suchen.
Ich verzichte auch auf die Aufzählung und die detail-

lierten Beschreibungen der einzelnen operativen, chemischen und mechanischen Anti-Schnarch-Maßnahmen von Ärzten, der Pharma-Industrie und Tüftlern.

All diese Informationen können Sie bei Bedarf den Internetseiten von Hals-Nasen-Ohren-Ärzten, Zahn-ärzten, Dentallaboren, medizinischen Zeitschriften etc. entnehmen.
Mir geht es hauptsächlich darum, die seelische Ver-fassung des Schnarchers bei jeder Art von Therapie zu berücksichtigen und sie sogar in den Vordergrund zu stellen.

Meine bereits vielfach bewährte und zunehmend von Medizinern anerkannte Anti-Schnarch-Therapie ist für Frauen und Männer geschrieben.
Die Therapie-Schritte eins, drei, vier und fünf kön-nen und sollten auch mit schnarchenden Kindern durchgeführt werden.
Auch Single-Frauen und -Männer, die wissen, dass sie schnarchen, können die Schritte eins, drei, vier und fünf erfolgreich zur Bekämpfung ihres lauten Lasters anwenden.
In diesem Buch wird das meist lautstärkere, aggres-sivere und über viele Lebensjahre und sogar Lebens-jahrzehnte anhaltende Schnarchen der Männer her-

vorgehoben und eingehender behandelt als das der Frauen und Kinder.

Frauen schnarchen oftmals erst nach dem Klimakterium. Wissenschaftler erklären dieses veränderte Schlafverhalten mit dem deutlich gesunkenen Östrogenspiegel und einer damit einhergehenden Gewebeerschlaffung, die für die nun auftretenden Schnarchgeräusche verantwortlich gemacht wird (zum Beispiel das flatternde Gaumensegel).

Eine Studie von Wissenschaftlern der *Northwestern University Feinberg School of Medicine* in Chicago, USA, belegt einen Zusammenhang zwischen dem Schnarchen Schwangerer und der Entstehung der Zuckerkrankheit. Als Ursache des Schnarchens werden die Atemwege verengende Wassereinlagerungen sowie die Gewichtszunahme angegeben.

Die unzähligen, von der Schulmedizin hauptsächlich bevorzugten Therapien gegen das Schnarchen lassen in fast allen Fällen die Seele der Schnarcherin und des Schnarchers außer Acht. So beharrt zum Beispiel die Zahnärztin Dr. med. dent. S. Schwarting, (Präsidentin der *Deutschen Gesellschaft Zahnärztliche Schlafmedizin e. V.*) immer noch auf der Meinung, das Schnarchen habe ausschließlich anatomische Ursachen.

Stetig werden neue Berichte über mögliche Folgeerkrankungen des Schnarchens in den äußerst fruchtbaren Google-Schnarchacker gepflanzt.

Schnarcherinnen und Schnarcher geraten in Angst und konsumieren unter anderem Schnarch-Sprays, Schnarch-Schnuller und Schnarch-Lutschtabletten. Über die Wirksamkeit einiger dieser Maßnahmen gibt das Heft 01/2004 der *Stiftung Warentest* ernüchternde Auskünfte.

Bei anderen Störungen und Krankheitsbildern sind die meisten Ärzte heute durchaus der Meinung, dass Körper und Seele nicht getrennt voneinander betrachtet werden sollten.

So wird in der Regel ein Kinderarzt der Mutter mit dem plötzlich wieder ins Bett nässenden Kind die Frage stellen: Hat ihr Kind Stress, hat es seelische Probleme?

Obwohl es sich doch eigentlich nur um die fehlende Kontrolle über den Blasenschließmuskel handelt.

Ohne Frage sei Schnarchern generell angeraten, den Hausarzt zu konsultieren und sich gegebenenfalls in ein Schlaflabor überweisen zu lassen, um eventuell nötige medizinische Maßnahmen zur Erhaltung der Gesundheit rechtzeitig einleiten zu können.

Die für den Schnarcher und den Angeschnarchten äußerst leidvolle laute Brüll-, Pöbel- und Grunz-Schnarcherei, aber auch das gleichförmige, leisere Dauerbrummen belasten jede Partnerschaft.

Viele Schnarcher fallen oftmals schon in den Schlaf, wenn ihr Kopf erst noch dabei ist, langsam aufs Kissen zu sinken. Das bedeutet aber nicht, dass Schnarcher völlig entspannte, ausgeglichene Menschen sind, die einfach nur wunderbar »loslassen« können.

Das Gegenteil ist der Fall. Ich habe Schnarcher oft als äußerst angespannte Menschen erlebt, die in einem Zustand völliger Erschöpfung sofort einschlafen und jäh erschlaffen, was das Schnarchen auch bei nicht alkoholisierten und nicht übergewichtigen Menschen fördert.

Der Schnarcher steht nach einem mittelmäßig anstrengenden Alltag meist unter Hochdruck, ohne sich dessen bewusst zu sein. Im Kontakt mit anderen Menschen zeigt er oft ein »Pokerface«, hauptsächlich aus dem Grund, sein Gegenüber von der eigenen Unverletzlichkeit überzeugen zu wollen.

Im Geschäftsleben wird häufig um die Wette geblufft, geheuchelt, taktiert, um Macht gerungen. Das ist weder verwerflich noch unmenschlich. Aber es führt leider nach einiger Zeit allzu oft dazu, dass sich die authentische, verletzliche private Person der starken öffentlichen Person unterordnet und sich schließlich ganz verbirgt.

Angst, Scham und Wut sind unerwünschte, negative Gefühle, die im Alltag eines Siegers nichts voranbringen und die deshalb irgendwann einfach nicht mehr wahrgenommen werden dürfen.

Die Schnarcherseele fügt sich in ihr Schicksal, stapelt all die geschluckten Wut-, Hass- und Angstkröten in einer dunklen Ecke und hofft, dass sie nicht bemerkt werden.

Eigentlich reichte es der vor Überfüllung fast zu platzen drohenden Schnarcherseele schon, wenn wenigstens ab und zu eine »Kröten-Entsorgung« stattfände.

Wenn der Schnarcher die »Kröten« zumindest einmal ansähe und sie wahrnähme.

Aber oftmals ahnt er selbst nicht einmal annähernd, wie viele Kröten ihn belasten. Er fühlt sich nur hin und wieder unangenehm fremd in seiner Haut.

Und eben dann springt er oft vom höchsten Gipfel seiner Anspannung direkt in den Schlaf, anstatt sich zunächst einmal durch ein für ihn angenehmes Entspannungs-Ritual langsam »herunterzufahren«, um dann leichter und wohliger in den Schlaf gleiten zu können.

Sein Unbewusstes schläft nicht. Es arbeitet das Verdrängte des Tagesgeschehens auf. Der Schnarcher macht sich Luft, manchmal krampfartig, er brüllt und röchelt, er beklagt sich.

Schnarchen kann verzweifelt, wütend, panisch, angriffslustig klingen.

Ärzte, Zahnärzte und die Pharma-Industrie sollten sich endlich die Gewissensfrage stellen: Warum wird die psychische Verfassung eines Schnarchers bei jeder Art von Schnarch-Therapie ignoriert?

Werden einfach nur Honorar- und Umsatzverluste befürchtet, wenn parallel zur üblichen konventionellen Diagnostik und Therapie eine einfühlsame Gesprächsbereitschaft des Arztes über die aktuelle psychische Verfassung des Schnarchers selbstverständlich wäre?

Vielleicht könnten Psychologen und psychologisch geschulte Ärzte viel wirksamer helfen, als es so manche operative Maßnahme vermag.

Schnarchen ist nicht zuletzt auch eine schlechte Angewohnheit, die nur Schaden anrichtet.

Vielleicht dient sie einigen Schnarchern auch lediglich als eine Art von Selbstvitalitätstest: Ich höre mich schnarchen, also lebe ich.

In vielen Gesprächen, die ich mit Schnarchopfern führte, gaben diese an, das Schnarchen ihrer Partner auch als laute Variante einer Dominanzgeste zu empfinden. Will eine Schnarcherin oder ein Schnarcher auch oder wenigstens in der Nacht den Ton angeben?

Sofern der Schnarcher dazu bereit ist, ist es meiner Ansicht nach notwendig, ihm parallel zu jeder medizinischen Maßnahme Techniken und Wege zur seelischen und körperlichen Entspannung aufzuzeigen.

Das Ziel ist es unter anderem, vor dem Einschlafen eine seelische Hygiene zu betreiben.
So, wie Sie sich abends waschen und die Zähne putzen, ist es erforderlich, den Kopf regelmäßig von einigem Gedanken- und Gefühlsmüll zu befreien. Nicht länger als zehn Minuten pro Abend. Es reicht völlig, all die verborgenen und dennoch störenden Emotionen vor sich selbst zuzugeben.

Viele Frauen sind, **besonders in der ersten Lebenshälfte**, daran gewöhnt, vor dem Einschlafen die Geschehnisse des Tages – auch die vielleicht unangenehmen – noch einmal gedanklich an sich vorbeiziehen zu lassen. Dieses Ritual entlastet und führt meistens in einen erholsamen Schlaf.
In der zweiten Lebenshälfte, mit dem Klimakterium, sinkt der Östrogenspiegel.

Östrogen ist meiner Erfahrung nach neben seinen Wirkungen auf den weiblichen Körper, seine Organe und deren Funktionen für die Psyche ein Zahmmacher-Hormon. Es hält Frauen in der Familie, am Herd, auf Spielplätzen, schenkt mehr Gelassenheit und Kompromissbereitschaft.

Viele Frauen bemerken in den Wechseljahren an sich einen Anstieg der Reizbarkeit und der Aggressivität sowie eine Reduzierung der Nachsicht und der Fürsorgesucht anderen gegenüber. Sie »fackeln« auch nicht mehr so lange, wenn es darum geht, Entscheidungen zu treffen.

Die für andere so bequeme und angenehme weibliche Milde, Einfühlsamkeit und Rücksichtnahme weicht oftmals von einem Augenblick zum anderen einer Rigorosität, die weder von der Gesellschaft erwünscht noch der Frau selbst ganz geheuer ist.

Häufig versuchen Frauen wieder so zu werden, wie sie es »früher« einmal waren. Sie lehnen ihre mit der hormonellen Umstellung beginnenden Verhaltensveränderungen ab und schämen sich nicht selten sogar dafür.

Eine Frau im Klimakterium hat jedoch ungeahnte Möglichkeiten, ihr Leben mit der ihr nun zur Verfügung stehenden neuen hormonellen Situation zu gestalten. Sie könnte sich leichten Herzens von ihrem hohen »Östrogähnspiegel« verabschieden und sich auf die »Weckseljahre« freuen.

Aber anstatt sich selbst gegenüber rücksichtsvoller zu sein, um dann endlich mit all ihren neuen Kräften »Bäume ausreißen« zu können, schwächt sie sich mit Wehmutsgedanken an östrogene Zeiten, zählt Falten und unterzieht sich gnadenlos und regelmäßig Gewebeprüfungen an den Oberschenkeln.

Zusätzlich irritierend für Frauen ist die Aussage vieler Ärzte, dass so genannte »Powerfrauen«, die mitten im Leben stehen und gefordert sind, angeblich bedeutend seltener oder gar nicht mit klimakteriellen Beschwerden zu kämpfen hätten als weniger aktive Frauen.

Wie ich inzwischen von vielen Frauen erfahren habe, ist diese Aussage falsch. Sie setzt die »Powerfrauen« zusätzlich unter Druck und suggeriert ihnen, dass etwas mit ihnen nicht stimmen könne, wenn trotz ihrer Geschäftigkeit Schweißausbrüche etc. auftreten.

Viele Frauen sind froh, aus ihrer Gefühlsachterbahn heraus in den Schlaf fliehen zu können und schnarchen ihren Frust und ihre verdrängte Zukunfts- und Lebensangst in die Nacht.

Ich bitte alle Betroffenen, die einen schnarchenden Partner haben, verantwortungsvoll zu handeln.

Bitte, verlassen Sie nicht länger schweigend das Schlafzimmer, wenn ein Schnarcher Sie nicht zur Ruhe kommen lässt.

Wecken Sie den Schnarcher und überlassen Sie ihn nicht sich und seiner gesundheitsschädlichen Schnarcherei.

Fordern Sie ihn freundlich dazu auf, leise zu atmen oder das Bett zu verlassen. Nur auf diese Weise hat er die Möglichkeit, sein Schnarchen wahrzunehmen und aufzugeben.

Oftmals hilft es schon, den Schnarcher, während er noch schläft, wiederholt dazu anzuhalten, Ruhe zu geben oder einfach still zu sein. Diese Aufforderungen wirken viel besser als zum Beispiel der Satz: »Hör endlich auf zu schnarchen!«, denn es besteht die Gefahr, dass nur das Wort »schnarchen« ins Unbewusste des Schläfers sickert und er sein Konzert unbeirrt fortsetzt. Eine besonders gute und schnelle Wirkung zeigt auch das kleine, mehrmals hintereinander kurz gezischte Wörtchen: »Psst«… Auch ein energisches: »Ruhe jetzt« kann Wunder wirken.

Zum Abschluss zwei oft gehörte Schnarch-Theorien aus der Wissenschaft:

1. Das Schnarchen der Männer war lebenswichtig, als Menschen noch in Höhlen lebten. Es sollte wilde Tiere von der Familie fernhalten und vertreiben.

2. Das Schnarchen der Männer sollte wilde Tiere anlocken. Schnarcher wurden gefressen, somit wurde Platz für jüngere Männer geschaffen.

Sorry
Die erste Theorie stammt vermutlich von männlichen, die zweite von weiblichen Wissenschaftlern.

Ich wünsche Ihnen Lebenslust, Energie und Spannkraft tagsüber, angenehme Nachtruhe und viel Erfolg bei der Anwendung der Anti-Schnarch-Therapie.

Sabine Krüger

Einleitung

Wesentlich mehr Männer als Frauen schnarchen.
Die Emanze in mir ist in die Jahre gekommen, aber
beim Thema Schnarchen wird sie vital wie einst und
stichelt garstig: Würde die Mehrzahl der Frauen während ihres Nachtschlafes röcheln, grunzen, rasseln
und krampfartig bedrohliche Brüll-Laute ausstoßen,
hätten Forscher, vom Männerzorn gehetzt, längst reagiert und wirksame Therapien gegen das Schnarchen der Frauen entwickelt. Der Nachtfrieden der
Männer wäre mit großer Wahrscheinlichkeit seit Generationen gesichert. Es gäbe Anti-Schnarch-Tipps
in diversen Zeitschriften. Das Thema Schnarchen
würde aus dunkler Nacht in eine gleißend helle Öffentlichkeit gezerrt und gnadenlos enttabuisiert werden. Denn Männer greifen an, anstatt sich in eine
Opferrolle zu fügen.

Schuldbewusste Frauen würden sich in Selbsthilfe-
gruppen begeben und ein Täterbewusstsein verin-
nerlichen. Sie könnten mühelos einen Zusammenhang zwischen dem Schnarchen und angeknacksten,
gefährdeten Partnerschaften herstellen. Standesbe-
amte wären dazu verpflichtet, ihrem »In guten, wie
in schlechten Tagen« ein »In schnarchfreien und

schnarcherfüllten Nächten« hinzuzufügen.

Tatsächlich waren immer mehr Frauen als Männer Schnarchopfer. Die Statistik zeigt es. Und in den USA ist das Schnarchen längst ein anerkannter Scheidungsgrund.

Wenn ihre Partner schnarchen, zetern, weinen, flehen, brüllen, betrinken sich viele Frauen. Sie schlucken Baldrian-Dragees oder Härteres. Sie beten, betteln, stoßen Drohungen aus, streicheln die bebenden, vibrierenden Kerle neben sich. Sie versuchen, sie wachzurütteln, sanft oder unsanft. Sie grübeln, resignieren, entwickeln Komplexe: Warum gerade ich? Was habe ich verbrochen?

Die nächtliche Schnarcherei gleicht einer Folter. Immer wieder wird der Schlaf unterbrochen. Oft ist das Einschlafen gar nicht erst möglich.

Das rührend murmelnde, fast beruhigende, leise Brumm- oder Schnurr-Schnarchen könnte ein in den Schnarcher oder die Schnarcherin frisch verliebter Mensch mit Langmut und gutem Willen als Schlaflied mit Ritualcharakter für die Einschlafphase benutzen. Ärzte bezeichnen diese noch relativ zahmen und dennoch störenden nächtlichen Lautäußerungen gern als »banales Schnarchen«. Das Wort »banal« weckt allerdings Assoziationen wie: ist nicht der Rede Wert, ist bedeutungslos und nicht ernstzunehmen. Gibt diese Diagnose dem Schnarcher »grünes Licht« zum Weiterschnarchen? Ich bin der Ansicht, dass auch das leise, banale Schnarchen so schnell wie möglich therapiert werden sollte. In einigen Fällen ist es Wegbereiter zur lebensbedrohlichen Schlaf-Apnoe, außerdem hat es schon unzählige Partnerschaften zermürbt, wenn nicht sogar beendet.

Noch belastender für den Schnarcher und sein Opfer ist das entweder gleichmäßige oder unrhythmische, angestrengte, krampfartige, mit hoher Dezibelzahl aufheulende Brüll- und Röchelschnarchen, das, wenn es ohne Atem-Aussetzer auftritt, von einigen Schnarch-Spezialisten ebenfalls noch dem »banalen Schnarchen« zugeordnet wird. Dieses Schnarchen bringt Frauen dazu, aus dem warmen Bett zu springen, ihre Decke an sich zu reißen, das Kissen unter den Arm zu klemmen und das Lager zu wechseln. Lange haben Frauen ihre Schlafnöte allenfalls der besten Freundin anvertraut und das Thema Schnarchen in der Öffentlichkeit heruntergespielt. Doch mit dem unverkennbar gestiegenen Selbstbewusstsein wächst auch das Gefühl vieler Frauen für ihr Recht auf Schlaf. Eine generelle Unlust, Leidvolles stoisch ertragen zu müssen, ist erwacht. Und allmählich wagt sich endlich die seit Generationen gewachsene, auf das Schnarchen ihrer Partner gerichtete Frauenwut ans Licht. Diese erkennend hat die Pharma-Industrie reagiert und Anti-Schnarch-Nasen- und Rachensprays kreiert, die die Schleimhäute abschwellen lassen sollen, den Gaumen straffen und die Euros raffen. Bei mir bekannten Schnarchern wirkten sie, wenn überhaupt, nur in der Anfangszeit, was man vielleicht mit einem Placebo-Effekt erklären könnte. Das würde dann wiederum bedeuten, dass Schnarchen auch etwas mit dem Unbewussten des Schnarchers und seiner jeweils aktuellen Seelenlage zu tun haben könnte.

Aber wollen wir wirklich so weit gehen, zumal es sich doch in der Hauptsache um ein Männerproblem handelt? Hier sind doch lieber handfeste schulmedizinische Lösungen erwünscht. Sich auf dem unsicheren Boden der Psychologie zu bewegen ist für den Mann oft immer noch fast furchterregend. Nur hin und wieder lässt er sich, meist von der Hand seiner Partnerin geleitet, darüber führen, nicht selten voller Widerwillen und Skepsis.
Chirurgischen Eingriffen, die ein Gaumen-Lifting versprechen, traut Mann schon eher, doch eine Garantie für anhaltende Schnarchfreiheit gibt es auch hier nicht.
Einem echten, schweren Leidensdruck sind die meisten Schnarcher ohnehin nicht ausgesetzt. Oft suchen

ihre Partnerinnen nach Lösungen, die den Mann so wenig wie möglich in seiner Lebensführung beeinträchtigen. Warum nur?

Den vielen Gesprächen mit schnarchgeschädigten Frauen konnte ich entnehmen, dass sie es zunehmend hassen, das Bett verlassen zu müssen, weil ihr Partner schnarcht. Sie setzen dieses Ausweichen einer »Kuschhaltung« gleich und empfinden es als Niederlage und Ungerechtigkeit.

Einige Paare haben sich der Macht des Schnarchens resigniert gebeugt und schlafen generell getrennt. Spricht man sie auf die Gefahr einer gegenseitigen Entfremdung an, verneinen sie diese vehement. Sie betonen, dass die Beziehung durch separate Schlafzimmer länger spannend bliebe. Sie befürchten, dass ihre Lust aufeinander bei allzu großer Vertrautheit und Nähe vergehen würde.

Ich glaube nicht, dass die Liebe auf Dauer getrennte Schlafzimmer duldet. Das vertraute (leise) Atemgeräusch des Partners fehlt, seine Seufzer, die Körperwärme, die Gefühle von Geborgenheit und Einigkeit bleiben aus. Man begegnet sich nur noch im Wachzustand, ausgeschlafen, kontrolliert.

Aber auch während des Schlafens kommunizieren wir miteinander. Unsere Körper berühren sich, die Knie stoßen aneinander. Wir kuscheln uns an den anderen oder weichen uns aus, finden vielleicht etwas später wieder zusammen. Wir liegen für mehrere Stunden in unmittelbarer Nähe nebeneinander, atmen uns in die Gesichter, manchmal streicheln wir den anderen tröstend, wenn er schlecht träumt.

Auch Sexualität kann sich aus dem Schlaf heraus ergeben, wir werden wach, um danach noch enger verbunden und fester zu schlafen.

Die Partnerbindung wird durch den gemeinsamen Schlaf immer wieder neu stabilisiert.

Vertrautheit kann äußerst reizvoll sein, und eine Weiterentwicklung der immer noch einzeln für sich selbst stehenden Persönlichkeiten wird durch Nähe nicht verhindert. Vorlieben, gleich welcher Art, können sich ändern und mitgeteilt werden, solange Innigkeit nicht mit Klammern und Kontrolle gleichgesetzt und nicht jegliches Eigenleben des anderen mit Argwohn betrachtet wird.

Neue, interessante Facetten im Wesen des vertrauten Partners zu entdecken und ihn mit Wohlwollen und Unterstützung in seiner Entwicklung zu begleiten, kann bereichernd, beglückend und zudem hocherotisch sein.

Angst führt die Regie, wenn wir glauben, uns öfter aus dem Weg gehen zu müssen, um füreinander geheimnisvoll und dauerhaft attraktiv bleiben zu können. Ein taktisches Verhalten, das schnell zum Spiel mit dem Feuer werden könnte. Wir riskieren, das zu verlieren, was wir lieben und eigentlich gewinnen wollen. Zudem ist dieses Spiel auf Dauer reizlos und langweilig.

Darum sollte es nach jeder Schnarchnacht einen Neustart zum nebeneinander Schlafen geben, damit sich diese wichtige Kommunikation ohne Worte fortsetzen und das Verständnis füreinander vertiefen kann.

Ist auch das Schnarchen ein Versuch zu kommunizieren?

Das Konzert
der geschluckten Kröten

Es ist zwei Uhr nachts. Archibald und Ute liegen im Bett. Archibald schläft. Ute ist wach. Ihr Atem geht leise, etwas schnell vielleicht, sie ist in Spannung, kurz vor der Flucht, kurz davor zu handeln, denn: Archibald schnarcht.

Kommt es aus seiner Kehle oder aus der Nase, fragt sich Ute und versucht, Archibalds laut röhrendes Atmen nachzumachen.

Sie erzeugt ein gruseliges Geräusch irgendwo zwischen dem Nasen- und dem Rachenraum, so, als würde sie ein Tier imitieren, eine Wildsau vielleicht. Sie versucht es noch einmal. Jetzt flattert ein Teil ihres Gaumens, gleichzeitig kribbelt es in der Nase, es ist unangenehm. Sie macht weiter, Röhr- und Grunzschnarcher quälen sich aus ihrem Hals. Es schmerzt schon. Sie gibt auf. Und ist erschrocken über die plötzliche Stille neben sich. »Archibald?«

Er atmet, kaum hörbar, leicht, leise, friedlich. Zehn, zwanzig, fünfundzwanzig Atemzüge lang herrscht Nachtruhe im Schlafzimmer.

Doch dann:

Ein Kurzröchler eröffnet das Konzert, Utes Wut malt Bilder: Kröten klettern aus Archibalds Kehle, hüpfen platschend auf seine Brust. Die schleimigen Wesen rufen gnadenlos laut ihr »ÖÄääääh« in den Raum.

Ute zwingt nettere Gedanken herbei. Ich liebe ihn doch. Am Tage sehe ich ihn mit den Augen der Liebe, es funktioniert fast immer, so viele Jahre schon.
Aber nachts? Kann ich ihn vielleicht auch mit den Ohren der Liebe hören? Nein.
Nein.
Nein.
Ute hält sich die Ohren zu und beginnt erneut, den Kröten zu antworten:
»ÖÄääääh, ÖÄääääh«
Und wieder hält Archibald plötzlich inne und gleitet in einen leisen, entspannten Atemfluss, um drei Minuten später laut und bestimmt weiterzuschnarchen.
»Es kann einfach nicht wahr sein«, ruft Ute in Archibalds rechtes Ohr. Sie schubst ihn leicht an, rüttelt an seinem Arm. Er wird langsam wach. »Was ist passiert?«, fragt er und richtet sich halb auf.
Ute knipst den Lichtschalter an, Archibald schließt die gerade geöffneten Augen gleich wieder.
»Ich halte dein Schnarchen einfach nicht mehr aus. Es lässt mich nicht zur Ruhe kommen. Warum tust du mir das an?«, fragt Ute.
»Aber Liebling, ich schnarche doch nicht absichtlich, fast alle Männer schnarchen, es ist von der Natur of-

fensichtlich so vorgesehen. Es bleibt uns nichts anderes übrig, als getrennt zu schlafen, wenn es so schlimm für dich ist. So leid es mir auch tut.« Archibald versucht zu lächeln.

»Du erkennst einfach nicht, dass du mich von Nacht zu Nacht immer weiter von dir wegschnarchst«, sagt Ute. »Selbst tagsüber denke ich an dein Schnarchen. Ich weiß, du hast dich untersuchen lassen und warst sogar im Schlaflabor. Dein Schnarchen ist nicht lebensbedrohlich, und damit ist dieses Thema für dich offensichtlich abgehandelt. Weißt du eigentlich, dass du aufhörst zu schnarchen, wenn ich anfange zu röhren, zu grunzen und zu rasseln?«

»Das glaube ich nicht«, sagt Archibald.

»Es ist so«, erwidert Ute. »Dein Schnarchen ist wie ein Klagen, ein Schimpfen, als würdest du etwas mitteilen wollen und dann auf meine Antwort warten.«

»Also, ich bitte dich. Jetzt tickst du wirklich nicht mehr richtig, komm endlich zur Ruhe«, Archibalds Stimme hat einen ungeduldigen Unterton.

Ute schaltet das Licht aus und fragt:

»Archibald, könntest du dir vorstellen, dein Schnarchen aufzugeben?«

»Ja«, sagt Archibald, »ab morgen, Schatz. Gute Nacht.«

Ute schläft ein, bevor Archibald schnarcht.
Und träumt.

Die Anti-Schnarch-Therapie
in fünf Schritten

Das Thema Schnarchen braucht seinen Platz im Tagesbewusstsein, um als gravierendes Problem erkannt und gelöst werden zu können.

Schnarcher, die daran interessiert sind, ihre Gesundheit und auch die Partnerschaft zu erhalten und zu verbessern, sollten zuerst ihr Schamgefühl darüber, Schnarcher zu sein, überwinden und aufgeben.

Geduld, Eigenliebe und Verständnis für den beschnarchten Partner sind erforderlich, um die leidige, die Partnerschaft und die Gesundheit zerfressende Schnarcherei endlich in den Griff zu bekommen. (Die Ergebnisse verschiedener medizinischer Schnarch-Studien lassen die Vermutung aufkommen, dass die Auswirkungen des Schnarchens mindestens ebenso schädlich sein könnten wie die möglichen Folgeerkrankungen durch das Rauchen.)

Ich erlaube mir an dieser Stelle die medizinisch laienhafte Frage, ob das Schnarchen nicht zusätzlich auch einen Suchtcharakter haben könnte. So, wie unser Gehirn beim Joggen auf die hohen Anforderungen an den Körper mit der Ausschüttung von Glückshormonen reagiert, so ist es denkbar, dass der Sauerstoffmangel, der beim Schnarchen auftritt, ebenfalls zur Produktion solcher körpereigener »Drogen« führt, deren »Beschaffung« eben nur durch das Schnarchen möglich ist.

Das würde bedeuten, dass Sie beim Befolgen der Anti-Schnarch-Therapie zusätzlich »auf Entzug« sind. Die »Entzugssymptome« ließen sich dann vielleicht durch eine vermehrte sportliche Betätigung lindern.

In jedem Fall sind Sie Gewinnerin oder Gewinner, wenn Sie auf das Schnarchen verzichten:

Oft ist schon nach einer einzigen schnarcharmen oder sogar schnarchfreien Nacht ein deutlicher Anstieg der Leistungsfähigkeit, der Lebensfreude und Konzentrationsfähigkeit spürbar.

Erster Schritt

Am Abend setzen sich Schnarcher und Schnarchopfer zusammen. Der Schnarcher erklärt sich dazu bereit, innerhalb von zehn Minuten alle im Lauf des Tages geschluckten Kröten aufzuspüren und auszuspucken. Dazu gehören:

1. *Schleimkröten,*

    die er zum Beispiel vielleicht am Arbeitsplatz herunterwürgen musste – oder besser, meinte herunterwürgen zu müssen.

2. *Angstkröten,*

    deren Aufnahme oft nicht mehr nachvollziehbar ist, die aber trotzdem im Magen und im Herzen hocken und dort lärmen.

3. *Wut- und Hasskröten,*

    die besonders schnell Ruhe geben,
    wenn man ihnen Namen gibt.

4. *Die Kröten der Langeweile, des Überdrusses und der Selbstanklage,*

    die sich oftmals tarnen, schwer zu fassen sind und besonders gern körperliche Beschwerden auslösen.

5. *Die »Weiß ich nicht, kenn ich nicht« Kröten,*
die eigentlich Kummer- und Schmerzkröten sind,
die aber in der Kindheit meist nichts zu suchen
hatten, weil sie nicht zum Bild eines richtigen, ker-
nigen Jungen oder eines selbstbewussten starken
Mädchens gehören durften. Die es aber dennoch
gibt.

Alle erkannten und benannten Kröten sind nun beseitigt und werden mit einem coolen Lächeln ver-
abschiedet.

Die Kröten, die innerhalb der vorgesehenen zehn
Minuten nicht ans Licht kommen, müssen bis zum
nächsten Abend darauf warten.

(ÖÄääääh)

Achtung: Fernsehkonsum nach der Krötenentsorgung könnte dazu führen, dass sich erneut belastende
Kröten einschleichen.

Nach dem Kröten-Entsorgungsakt sollten Schnarcher
und Beschnarchter sich bewusst in eine entspannte,
heitere Stimmung begeben und jeder für sich oder
gemeinsam überlegen, welche Highlights diesen Tag
ausgezeichnet haben. Auch Kleinigkeiten sind durchaus erwähnenswert.

Sich die schönen Erlebnisse noch einmal vor Augen
zu führen, hebt die Laune, macht dankbar und generell zufriedener.

Zweiter Schritt

Wenn er schnarcht und sie dadurch entweder aus dem Schlaf gerät oder gar nicht erst einschlafen kann, macht sie **ihn** wach (möglichst sanft). Sollte er trotz freundlicher Ansprache sein Schnarchen unbeirrt fortsetzen, muss **er** das Bett verlassen, um sich außerhalb des Schlafzimmers eine neue Schnarchstatt zu suchen.

In vielen Fällen reicht es schon, dem noch schlafenden Schnarcher wiederholt ins Ohr zu flüstern: »Sei still«, »atme leise«, ... (siehe auch Seite 18).

Anmerkung:

Verblüffend schnelle Reduzierung der Schnarchintensität und -lautstärke schon nach wenigen Nächten.

Vermehrtes Auftreten von schnarchfreien Nächten.

Deutlicher Anstieg der Lächelhäufigkeit der Partnerin während des Tages sowie spürbare Vitalitätssteigerung des von den nächtlichen Anstrengungen beim Schnarch-Atmen entlasteten Mannes.

Mögliche Erklärung:

Die Häufung von Negativreizen wie wach gemacht werden, aufstehen müssen, Kälte und allein sein wirkt so anhaltend und stark, dass das Unbewusste dem Gehirn zu suggerieren scheint: »Bloß nicht schnarchen. Bringt nur Stress.«

Zusatz-Bedingung

Jeden Abend finden sich beide Partner wieder im gemeinsamen Bett ein und starten einen neuen Versuch, friedlich und leise nebeneinander zu schlafen.

Dritter Schritt

Der folgende Vierzeiler wird vom Schnarcher handschriftlich zu Papier gebracht und gut sichtbar über dem Kopfende seines Bettes an der Wand befestigt.

Mein Atem fließt leicht und leise und sacht.
Ich fühle mich wohl und geborgen
im Schlaf und im Traum, in den Stunden der Nacht,
und ich freue mich schon auf den Morgen.

Zusatz-Bedingung

Ist der Vierzeiler aufgeschrieben, muss er mit Datum und Unterschrift des Schnarchers versehen werden.

Der Schnarcher verinnerlicht diese Formel jeden Abend sieben Mal hintereinander entweder in Gedanken mit geschlossenen Augen oder, indem er sie langsam vor sich hin spricht.

Vierter Schritt

Der Schnarcher erklärt sich dazu bereit, mindestens dreimal wöchentlich vier bis fünf Lieder mit allen Strophen ohne Pause hintereinander zu singen (insgesamt etwa fünfzehn Minuten).

»Yesterday«, »Im Frühtau zu Berge«, »Herzilein«, … Es ist unwichtig, welche Lieder er auswählt.

Von Bedeutung für die Wirksamkeit der Anti-Schnarch-Therapie ist nur, dass überhaupt gesungen wird.

Dabei ist der Partnerin angeraten, weder den Klang der Stimme noch das Treffen der richtigen Töne zu bewerten, um den Therapie-Erfolg nicht zu gefährden.

Das Einhalten des vierten Therapieschrittes ist ohnehin einfacher, wenn die Partnerin mitsingt. Das gemeinsame Singen kann zusätzlichen Spaß bringen und die Stimmung heben.

Sollte dieser Schritt als unzumutbar empfunden werden und sollte der Schnarcher ihn umgehen wollen mit Äußerungen wie zum Beispiel: »Ich lass mich doch nicht zum Affen machen«, dann könnte ihm die folgende, besonders männertaugliche Erklärung helfen:

Das Singen stärkt die Muskulatur der Atemwege. Es trainiert gezielt die erschlafften Regionen und erhöht deren Muskelspannung auf Dauer.

Das Immunsystem wird gestärkt, Singen verschafft

einen Energiekick und ist Wellness für den Körper, den Geist und die Seele.

Wird das Singen zur Selbstverständlichkeit, so wie es bei den meisten Menschen in ihrer Kindheit der Fall war, wird der Alltag insgesamt aufgewertet. Wir vertrauen uns dem Fluss einer Melodie und eines Textes an und sind erstaunt darüber, wie viele Ausdrucksmöglichkeiten unsere oft jahrelang unterforderte oder gar völlig ignorierte Singstimme bietet.

Wir sollten unsere Gabe, singen zu können, auch als Erwachsene regelmäßig nutzen. Sie ist ein Geschenk.

Auffällig ist, dass Frauen und Männer schon nach mäßigem Alkoholgenuss, also leicht enthemmt, durchaus gerne ein Liedchen schmettern und sich offenbar sehr wohl dabei fühlen.

Tatsache ist: Alkoholkonsum verhindert den positiven, stärkenden Therapieerfolg des Singens.

Abwandlung des vierten Schrittes

Sollte der Schnarcher zunächst massive Probleme damit haben, vor einer anderen Person zu singen, bleiben ihm als Ausweichmöglichkeiten Dusche und Badewanne sowie das Auto und natürlich jeder beliebige Ort, an dem er sich während des Singens ungestört allein aufhalten kann.

Zusätzliches Gaumensegel-Training

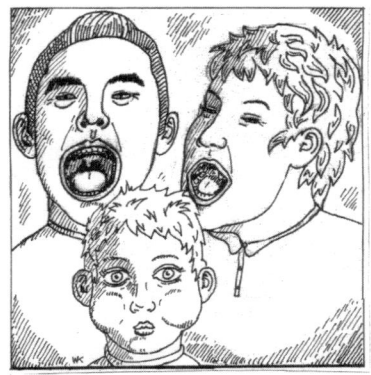

Das bewusst herbeigeführte, aber auch das natürliche Gähnen bewirken, dass die gesamte Rachenmuskulatur inklusive des Gaumensegels eutonisiert, d. h. in einen optimalen Spannungszustand versetzt wird. Hierzu zählen sowohl das herzhafte Gähnen mit weit geöffnetem Mund als auch das so genannte »Höflichkeitsgähnen« mit geschlossenen Lippen.

Eine weitere geeignete Übung:

1. Einatmen
2. Aufblasen der Wangen
3. Luftanhalten (drei Sekunden)
4. Luft durch die Nase in mehreren kleinen Stößen entweichen lassen

Dabei spüren Sie, wie Ihr Gaumensegel den Luftweg durch die Nase öffnet.

Vielleicht sollten Schnarcherinnen und Schnarcher aber auch generell wieder mehr und leidenschaftlicher küssen. Beim Küssen wird nicht nur die Seele gestreichelt, sondern auch die Muskulatur von den Lippen bis zur Rachenhinterwand aktiviert und gestärkt.

Fünfter Schritt

Der Schnarcher ist bereit dazu, täglich mindestens eineinhalb Liter Flüssigkeit zu trinken (Wasser, verdünnten Fruchtsaft oder milden Tee).

Schnarcher trinken oft zu wenig und ihre Schleimhäute sind meist »ausgetrocknet«. Der »schnelle Schluck Wasser« vor dem Einschlafen reicht für eine anhaltende Problemlösung allein nicht aus.
Die Wasserversorgung des menschlichen Körpers funktioniert über den Wassertransport durch das Blut und die Lymphflüssigkeit. Und dazu ist über den ganzen Tag eine ausreichende Flüssigkeitsaufnahme erforderlich.

Als äußerst wirkungsvoll zur Funktionserhaltung der Schleimhäute hat sich ein Tee aus Zistrose-Kraut, auch Cistus genannt, erwiesen (Informationen über Cistus siehe Anhang Seite 70).

Cistustee wird wie Schwarzer und Grüner Tee zubereitet, aber man lässt ihn etwas länger ziehen, insgesamt etwa fünf bis sechs Minuten.
Das Geschmackserlebnis ist nicht gerade betörend, der Tee ist etwas herb und eher gewöhnungsbedürftig.

Abends sollte der Schnarcher mindestens einen Viertelliter davon trinken, wobei mit den letzten Schlucken vorher noch einige Zeit gegurgelt werden sollte.

Ute und Archibald

Es ist Nacht. Ute und Archibald liegen im Bett. Archibald schläft. Ute ist wach, weil Archibald schnarcht.

Ute weckt Archibald und bittet ihn, mit dem Schnarchen aufzuhören. Archibald schläft wieder ein, nach drei Minuten beginnt er, erneut zu schnarchen. Ute weckt Archibald abermals und bittet ihn, aufzustehen, Decke und Kissen zu nehmen und im Wohnzimmer zu schlafen.

Widerwillig folgt Archibald Utes Aufforderung.

Ute schläft ein. Archibald ist damit beschäftigt, die Zeitschriften vom Sofa wegzuräumen, bevor er sich völlig übermüdet hinlegt. Bald schläft auch er ein.

Am Morgen frühstücken Ute und Archibald zusammen.

Archibald trinkt Kaffee und danach ein großes Glas Wasser.

Ute fährt zur Arbeit.

Archibald fährt zur Arbeit.

Nach dem zweiten Frühstück trinkt er ein großes Glas Wasser.

Er begegnet Herrn Meier, der sich gestern gewaltig danebenbenommen hat und verspürt nicht die geringste Lust, ihn heute freundlich zu begrüßen.

Eine Schleimkröte hockt schon auf Archibalds Brust,

bereit zum Sprung in seinen Hals.

Archibald grüßt Herrn Meier, ohne wie sonst dabei zu lächeln.

Herr Meier grüßt Archibald, er lächelt wie immer nicht. Aber er fragt: »Alles o.k.?«

Archibald überhört die Frage und arbeitet weiter.

Herr Meier verzieht sich.

Die Schleimkröte hüpft vorläufig erst einmal von Archibalds Brust aufs Fensterbrett.

Am Nachmittag treffen sich Ute und Archibald am Küchentisch wieder.

Sie reden über den Tag und essen dabei. Und trinken zum Essen Wasser mit Apfelsaft gemischt. Danach kocht Archibald einen Grünen Tee mit Jasminblüten.

Archibald und Ute setzen sich ins Wohnzimmer, trinken Tee und lesen jeder einen Teil der Zeitung.

Ute legt ihre Zeitung zur Seite und sagt: »Na, dann wollen wir mal.«

Sie setzt sich aufrecht hin und beginnt zu singen: »Die Gedanken sind frei ...«

Archibald macht einen Augenaufschlag zur Decke. Er taucht seinen Blick schnell wieder in die Tiefen der Börsen-Nachrichten.

»Sing mit, Archibald«, ruft Ute nach der ersten Strophe.

»Ich kann den Text nicht«, antwortet Archibald.

Ute geht in den Flur und holt aus ihrer Tasche zwei kleine Liederbücher.

Archibald macht einen Augenaufschlag zur Decke.

Dann singen Archibald und Ute »Die Gedanken sind frei«, »Blowin' in the Wind« und »Bolle reiste jüngst zu Pfingsten«.

Archibalds Stimme ist von Lied zu Lied lauter geworden. Seine Wangen sind etwas gerötet.

Ute möchte noch »Sag mir, wo die Blumen sind« singen. Sie singt es allein, denn Archibald hat keine Lust mehr. Er behauptet außerdem, schon morgens unter der Dusche »Wir lieben die Stürme« gesungen zu haben. Insgesamt also vier Lieder an diesem Tag, zwar nicht ohne Pause hintereinander, trotzdem, es reicht.

»Gut«, sagt Ute, »hat mir richtig Spaß gemacht, übermorgen geht's weiter.«

»Ja«, brummt Archibald. Er blättert noch ein bisschen in dem Textbuch. Er sucht das Lied: »Eine Insel mit zwei Bergen«.

Nach dem Abendbrot und nach der Tagesschau sitzen Archibald und Ute nebeneinander auf dem Sofa.

Archibald spuckt drei geschluckte Kröten aus:

Eine Kröte des Überdrusses, geschluckt morgens vor der Flurgarderobe. Utes Mäntel, Utes Jacken, Utes

Tücher und Schals, alle Haken und Bügel voll, Archibalds Lederjacke auf dem Boden. Vom letzten Haken gerutscht über Nacht, weil darunter Utes voll gepackter Rucksack hing.

Schlüssel neben der Jacke, Kleingeld, Handy.

Eine Wutkröte, geschluckt auf der Autobahn, als ein BMW Archibalds VW Turbo-Lupo überholte und Archibald bemerkte, dass Herr Meier am Steuer saß.

Eine »Weiß ich nicht, kenn ich nicht« Kröte, geschluckt beim Singen, als Archibald plötzlich so ein Ziehen in der Seele hatte und die Erinnerung an alte Zeiten ein bisschen schmerzte und er nicht wusste, warum.

Nach der »Krötenspuckerei« hat Archibald Lust, noch einmal um den Block zu gehen.

Ute steht noch eine Weile vor der Flurgarderobe, bevor sie ins Bad und dann ausnahmsweise früh ins Bett geht.

Archibald kommt nach Hause und legt sich neben sie. Er schließt die Augen und atmet ganz ruhig. In Gedanken spricht er sich sechsmal den Vierzeiler vor, den er auf blaues Papier geschrieben und über dem Bett aufgehängt hat. Er hat sich verzählt, aber das ist nicht schlimm.

Ute und Archibald umarmen sich.

Archibald hat ziemlich spät ziemlich viel Wasser getrunken. Darum geht er noch mal ins Bad.

»Ab morgen trinke ich so spät nichts mehr«, sagt er, als er wieder zurück ins Schlafzimmer kommt.

Ute flötet: »Ich glaube, du hast deinen Tee vergessen, Schatz.«

Archibald hasst die blöde Schnarcherei in diesem Augenblick ganz besonders. Aber er ist auch irgendwie in Siegerlaune. Er geht in die Küche und kocht sich einen Becher Cistustee. Wenig später dringen seine kraftvollen Gurgellaute bis ins Schlafzimmer.

Endlich kommt er zu Ute ins Bett zurück.

Sie umarmen sich wieder.

Sie lieben sich. Sehr.

Irgendwann sagt Ute: »Schlaf gut, Schatz.«

»Du auch«, antwortet Archibald.

Da träumt Ute schon.

Archibald hat schnell noch mal die Hände gefaltet und betet flüsternd: »Lieber Gott, mach bitte, dass ich heut Nacht nicht schnarche.«

Der liebe Gott bedient sich, wie meistens, Archibalds innerer Stimme und antwortet: »Heißt du vielleicht Schnarchibald? Und jetzt gib Ruhe. Gute Nacht.«

Schnarchende Kinder

Bemerken Eltern, dass ihr Kind des Öfteren schnarcht, sollten sie in jedem Fall den Kinderarzt darüber informieren.

Schnarchende Kinder leiden tagsüber häufig unter Konzentrationsmangel, einige sind besonders unruhig, in jedem Fall kann das Schnarchen die gesunde Entwicklung verzögern, auch Wachstumsstörungen sind möglich.

Der Kinderarzt wird herausfinden, ob die Mandeln vergrößert sind oder ob das Kind Polypen hat, die operativ entfernt werden müssen. In einigen Fällen kann auch eine Allergie mit Schleimhautschwellungen vorliegen und die freie Atmung behindern.

Dennoch: Auch bei schnarchenden Kindern gilt der wichtigste Grundsatz der Anti-Schnarch-Therapie: Zusätzlich zu allen medizinisch-therapeutischen Maßnahmen sollten Eltern sich noch eingehender als sonst mit der seelischen Verfassung ihres Kindes beschäftigen.

Vielleicht ist es in einigen Fällen hilfreich, einen Kinder-Psychologen hinzuzuziehen.

Gerade der erste Therapieschritt ist auch für etwas größere Kinder gut geeignet. Besonders die Gewiss-

heit, dass allabendlich ein Gespräch mit den Eltern oder einem Elternteil stattfindet, ist für Kinder äußerst beruhigend und stabilisierend. Beim »Krötenausspucken« ist das oberste Gebot für die Eltern, dem Kind die Gesprächsführung zu überlassen und es nicht mit bohrenden Fragen zu manipulieren wie zum Beispiel: »Hattest du heute wieder Ärger mit deiner Lehrerin?«
Es reicht völlig, die Frage zu stellen, ob es irgendetwas gibt, dass das Kind an diesem Tag geärgert oder bedrückt hat.

Zusätzlich zur Krötensuche im Gespräch empfehle ich Eltern, sich über die Inhalte der Internetseiten, die ihre Kinder aufrufen, sowie über alle Computerspiele, mit denen das Kind seine Freizeit verbringt, zu informieren.
Auf dem PC-Monitor können die fiesesten Kröten lauern, offen oder geschickt getarnt. Das Kind ist schnell überfordert und darauf angewiesen, sich mit den Eltern über das Erlebte, auch das virtuell Erlebte, auszutauschen. Bleiben die Gesprächsangebote und die Gesprächsbereitschaft der Eltern aus, wird es mit der Zeit immer schwieriger, dem Kind auf einer Ebene des Vertrauens und des sich Anvertrauens zu begegnen. Der PC wird zum Freund, zum Tröster, zum Entertainer. Seine Flut an Informationen steigt stetig an,

die Verarbeitung aller aufgenommenen Inhalte ist unmöglich. Das Kind muss abstumpfen, um sich selbst zu schützen. Es wird in seiner gesunden seelischen Entwicklung behindert.

Das Singen im dritten Schritt ist für Kinder, auch für ältere Schulkinder, eine der wirksamsten Therapien. Sollten Lieder wie »Laterne, Laterne, …« also nicht mehr altersgemäß sein, gibt es viele wunderbare Liederbücher mit Texten und Melodien der neuesten Songs und Hits.

*Ist der **rechte** Weg wirklich der **richtige**?*

Äußerst empfehlenswert für schnarchende Kinder und Erwachsene (natürlich auch für Nichtschnarcher) ist das Erlernen und regelmäßige Spielen eines Musikinstruments. Es stärkt das Selbstbewusstsein, reduziert Stress-Symptome und führt anhaltend in ein generell entspannteres Leben.
Dabei ist unbedingt darauf zu achten, dass eindeutig geklärt ist, ob der frisch gebackene Musikschüler Links- oder Rechtshänder ist, um gleich von Anfang an Zusatzstress durch eine Unterforderung seiner dominanten und eine Überforderung seiner nicht dominanten Hand zu vermeiden.

Die folgenden Ausführungen zur Linkshändigkeit und der Umschulung eines linkshändigen Menschen haben auf den ersten Blick nicht unmittelbar einen Bezug zum Thema Schnarchen. Dennoch steht für mich fest, dass umgeschulte Menschen im Alltagsleben generell mehr Kröten schlucken müssen als nicht Umgeschulte.

Wenn Sie sich dem Thema nähern möchten, lesen Sie einfach weiter, wenn nicht, überblättern Sie die folgenden 8 Seiten.

Linkshändigkeit

Linkshändigkeit ist ebenso wie Rechtshändigkeit angeboren.

Einem linkshändigen Kind erteilt seine rechte Hirnhälfte ganz automatisch den Befehl, den Stift in die linke Hand zu nehmen, um zu schreiben oder zu zeichnen.

Leider findet bei vielen Kindern auch heute noch häufig eine Umschulung vom Links- zum Rechtshänder statt. Schon in Kindergärten ist zu beobachten, dass sich Erzieherinnen hinter ein Kind stellen und ihm die Schere in die rechte Hand drücken, um ihm zu zeigen, wie es etwas auszuschneiden hat. In vielen Kindergärten ist keine einzige Linkshänderschere aufzufinden.

Wenn kleinere Kinder musizieren, ist es hilfreich, schon in diesem Alter genauer zu beobachten, welche Hand das Kind bevorzugt.
Hält es die Trommel in der rechten Hand und schlägt den Rhythmus mit der linken oder umgekehrt?

Im frühen Kindesalter ist eine eindeutige Festlegung der Händigkeit oft noch nicht möglich. Das Kind wechselt hin und her, bevor es sich entscheidet. Im Schuleintrittsalter sollte aber eindeutig geklärt sein, ob das Kind ein Rechts- oder Linkshänder ist.
Das Schreiben, Malen, Ausschneiden und alle feinmotorischen Tätigkeiten, bei denen die linke, so genannte »Chefhand« eines linkshändigen Kindes nicht zum Zuge kommen darf, weil die langsamere, im Alltagsleben lediglich als »Zuarbeiterin« taugliche rechte Hand all diese Arbeiten notgedrungen übernehmen muss, überfordert umgeschulte Kinder oft bis zur Erschöpfung.

Ein Linkshänder, der mit der rechten Hand schreiben lernt, muss die Anweisungen seiner rechten Hirnhälfte gänzlich ignorieren.
Er ist zunächst dazu gezwungen, mühsam eine »Umgehungsstraße« im Gehirn zu bauen. Auf diesem Umweg muss er sich dann ausschließlich ständig bewegen, um die Anforderungen, mit rechts zu schreiben, zu malen

etc. überhaupt erfüllen zu können.

Das Gehirn eines umgeschulten Menschen benötigt im normalen Lebensalltag bis zu 30 Prozent mehr Energie als das eines nicht umgeschulten, erklärt Dr. Johanna Barbara Sattler in ihrem Buch: *Der umgeschulte Linkshänder oder der Knoten im Gehirn.* Auch linkshändige Kinder, die sich durch Nachahmung selbst umgeschult haben und die aus der Nichtkenntnis ihrer wirklichen Händigkeit heraus ebenfalls rechts schreiben, können von den möglichen Folgen einer Umschulung betroffen sein.

Auffällig ist, dass Wissenschaftler, Händigkeitsberater, Therapeuten und auch die meisten Ärzte heutzutage oft einstimmig der Meinung sind, eine Umschulung der Händigkeit sei ein massiver Eingriff ins Gehirn, und zugeben, dass Diagnosen wie zum Beispiel ADHS, Legasthenie, Stottern, Schlafstörungen, Schmerzen, Tics (Zuckungen), Bettnässen, Ess-Störungen, Kopfschmerzen etc. durchaus oft auf eben diese »Zwangsmaßnahme« zurückzuführen sein könnten.

Wenn schon von Schlafstörungen als möglicher Folge einer Umschulung gesprochen wird, gehört dann vielleicht auch das Schnarchen dazu?

Leider treten Angehörige der zuvor genannten Berufsgruppen beim kleinsten Widerstand dann häufig wie eingeschüchtert den Rückzug an, indem sie ihre eigenen, zum großen Teil inzwischen wissenschaftlich bewiesenen Theorien wieder anzweifeln und abschwächen.

Diese von diffuser Ängstlichkeit gesteuerte Schwammigkeit der Aussagen führt dazu, dass umgeschulte Linkshänder und ihre Problematik weiterhin nicht ausreichend ernst genommen werden.

Es kommt nicht selten vor, dass Menschen in therapeutischen und Lehrberufen, die sich für das Thema Umschulung überdurchschnittlich stark interessieren, selbst umgeschulte Linkshänder sind, ohne es zu wissen.

Erst nach Händigkeitstests, die sie bei sich durchführen ließen, erfuhren sie von ihrer Linkshändigkeit, was sie natürlich sehr überraschte, wenn nicht sogar schockierte.

Ein umgeschulter Linkshänder lebt mit einer Art Behinderung, die ihn je nach Lebenssituation und nach der Art und Intensität seiner beruflichen oder schulischen Anforderungen mehr oder weniger schwächt. Haben vielleicht deshalb all die spät als Linkshänder erkannten Wissenschaftler, Therapeuten, Berater und auch Buchautoren nicht mehr die Kraft, ihre Erkenntnisse und Anliegen wirksam durchzusetzen? Wollen sie doch lieber auf dem rechten Weg bleiben, fühlen sie sich linkisch, mit einem Makel behaftet? Sind sie müder, kampfesüberdrüssiger als Rechtshänder, die ohne Umweg immer so agieren konnten und durften, wie es für sie am einfachsten war?

Einige Wortbeispiele aus der deutschen Sprache zu »links« und »rechts«:
>   linkisch, mit dem linken Fuß aufstehen,
>   das mach' ich mit links, linker Vogel,
>   T-Shirt auf links anziehen, …
>   Rechtschreibung, rechtschaffen,
>   rechter Weg, etwas recht machen, …

In einer neurologischen Untersuchung der Universität Hamburg wurde eindeutig belegt, dass umgeschulte Linkshänder, die mit der rechten Hand schreiben, ihr Gehirn mehr belasten als natürliche Rechtshänder. Dennoch scheinen sich Mediziner immer noch nur widerwillig mit dem Thema Umschulung und deren möglichen negativen Folgen und Spätfolgen auf die Gesundheit auseinandersetzen zu wollen. So gibt es bisher keinerlei bekannte Studien zum Beispiel zu der Frage, ob umgeschulte Linkshänderinnen im Klimakterium durch die mit dem absinkenden Östrogenspiegel verbundenen zusätzlichen

Anforderungen an ihr Gehirn mehr mit Hitzewallungen, Schweißausbrüchen, Herzrasen, Schlafstörungen, Stimmungsschwankungen etc. zu kämpfen haben als natürliche Rechtshänderinnen oder links schreibende Linkshänderinnen.

Vielleicht würden auch Händigkeitstests in Suchtkliniken Aufschluss darüber geben können, ob es eventuell vermehrt umgeschulte Menschen sind, die durch die permanente Überforderung ihres Gehirns eher zu Suchtmitteln wie Alkohol und anderen Drogen greifen, um sich damit endlich entspannen und dem Leistungsdruck entziehen zu können.

Wenn die Angst der Rechtshänder vor dem »Anderssein« der Linkshänder trotz all der Aufklärung nicht schwindet, werden beide Parteien nie wirklich »Hand in Hand« leben und arbeiten können.

Denn ein Großteil des Potentials umgeschulter Linkshänder liegt brach, weil sie ihre Lebenszeit mit vollkommen irrwitzigen Hirnhälftenkämpfen vergeuden müssen, was unnötig Energien verbraucht und eine unsichtbare Art von Körperverletzung ist.

Wissenschaftler vermuten, dass fünfzig Prozent aller Menschen Linkshänder sind.

Ihre unterschwellige Angst vor linkshändigen Menschen hat die Rechtshänder seit jeher dazu getrieben, immer neue Unterdrückungsmaßnahmen gegen

Linkshänder zu erfinden und anzuwenden. Ältere Menschen berichten zum Beispiel davon, dass in den Suppenküchen des Nazi-Regimes auf die Frage: »Wer hat Hunger?« diejenigen, die sich mit der linken Hand meldeten, nichts zu essen bekamen.
Linkshänder und Homosexuelle galten bei den Nazis als »krankes Gesindel«.
Kindern, die störrisch waren und die nicht mit der rechten Hand schreiben wollten, band man den linken Arm auf den Rücken. Oftmals wurde der Arm sogar so lange eingegipst, bis das Kind ausreichend lange trainiert hatte und sichergestellt war, dass es nun mit rechts schreiben würde.

Die Kinderärztin und Waldorfpädagogin Dr. med. Michaela Glöckner erklärt in ihrem 1997 erschienenen Buch, dass es »für jedes Kind eine Willensübung« sei, mit der rechten Hand schreiben zu lernen, für das linkshändige jedoch in besonderer Weise. Das linkshändige Kind soll, so schreibt Fr. Dr. Glöckner, sein Unbehagen beim Schreiben immer wieder überwinden, um es zu lernen, sich zusammenzunehmen. Steiner zufolge haben sich Linkshänder in ihrem früheren Leben verausgabt. Ihre Aufgabe sei es, in diesem Leben »mehr Innerlichkeit« zu erlangen.
Hinter diesen Behauptungen lauert offensichtlich wieder die Furcht vor der freien Entfaltung des ge-

samten Potentials eines linkshändigen Menschen. Ist das durch die Zwangsumschulung geschwächte und verunsicherte Kind für Waldorfpädagogen leichter zu leiten, zu erziehen und zu beeinflussen? Das Gefühl, anders als seine Mitschüler zu sein, wird oft wie ein Makel empfunden und ruft bei einem Kind nicht selten Schamgefühle hervor. Durch die immer während Anstrengung beim Schreiben mit der »falschen« Hand wird es sein Lernziel meistens langsamer und mühseliger als seine Schulkameraden erreichen.

Häufig wird die Schulkarriere eines umgeschulten Linkshänders auch durch die permanent erhöhte Anstrengung beim Schreiben und die dadurch schneller nachlassende Konzentrationsfähigkeit einfach abgebrochen.

In den USA wird die Umschulung auch »*brain-breaking*« genannt.

Eine kleine Aufzählung prominenter Linkshänderinnen und Linkshänder:
Marie Curie, Queen Elisabeth II., Käthe Kollwitz, Martina Navratilova, Greta Garbo, Julia Roberts. Leonardo da Vinci, Ludwig van Beethoven, Abraham Lincoln, Mahatma Gandhi, Albert Einstein, Barrak Obama.

Eltern sollten sich von der wirklichen Händigkeit ihres Kindes überzeugen, das Kind eingehender beobachten und es in keiner Weise steuern oder beeinflussen.

In einigen Fällen ist es sinnvoll, das Kind möglichst vor dem Schuleintritt bei einem Händigkeitsberater testen zu lassen, um Zweifel auszuschließen und um es seiner Händigkeit gemäß entsprechend fördern zu können.

Ist Ihr Kind linkshändig, ist es wichtig, dass es das Musizieren nicht auf einem Rechtshänder-Instrument lernt.

Viele linkshändige Kinder brechen den Musikunterricht ab, weil auch hier, wie beim Schreiben, ihre dominante linke Hand oft unterfordert und die rechte überfordert ist.

Für Informationen über den Musikunterricht für linkshändige Kinder empfehle ich die Internet-Adresse von Peer Oehlschlägel, der als händigkeitsorientierter Musiklehrer schon viele Kinder vor dem Absprung aus der Musikerwelt bewahrt hat.

www.h-o-m-e.info

Weiterführende Literatur zum Thema: Dr. Johanna Barbara Sattler, *Der umgeschulte Linkshänder oder der Knoten im Gehirn.*

Noch einmal zum Thema Schnarchen:

Wenn die Erfahrung zeigt, dass Schnarcher in der Regel zu den innerlich angespannten, schneller erschöpften Menschen gehören, liegt für mich der Verdacht nahe, dass auch die Umschulung eines Linkshänders mit all ihren möglichen negativen Folgen Schlafstörungen und die Schnarcherei begünstigt. Leider gibt es hierzu keinerlei Studien.

Der Alltag eines schnarchenden Kindes muss noch genauer nach vermeidbaren Stress-Faktoren überprüft werden als der eines nicht schnarchenden, völlig gesunden Kindes.

Schnarchen zählt zu den Verhaltensauffälligkeiten und sollte nach Abklärung eventueller medizinischer Ursachen in jedem Fall sehr ernst genommen und beobachtet werden.

Als Zusatzschritt der Anti-Schnarch-Therapie empfehle ich für Kinder, die Kröten nicht nur verbal aufzuspüren, sondern sie auch zu zeichnen oder zu malen. Danach sollte eine Krötenwanderung in den Mülleimer stattfinden, wenn das Kind damit einverstanden ist. Dieser zusätzliche Kröten-Befreiungsakt wirkt noch nachhaltiger als das ausschließliche Benennen der störenden, lärmenden Plagegeister. (Natürlich ist das Zeichnen oder Malen auch für kreative Erwachsene wirksam und befreiend.)

Selbstverständlich sollten sich Kinder ausreichend an der frischen Luft bewegen können und regelmäßig die Gelegenheit zu ausgelassenem Toben und zum freien Spiel haben. In jedem Fall sollte der oftmals straff organisierte Alltag eines schnarchenden Kindes bewusst gelockert werden. Bewegung wirkt generell heilsam und entspannend.

Notprogramme für Schnarchopfer

Nur in Ausnahmefällen und nur bei erwachsenen Schnarchern anzuwenden

Einsatzmöglichkeiten

1. Der Schnarcher hat keine Ausweichmöglichkeit, zum Beispiel im Hotel.

2. Der Schnarcher ignoriert den Angeschnarchten und dessen freundliche Bemühungen, den Schnarcher zum Schweigen zu bringen, mit unwirschen Sprüchen wie zum Beispiel: »Gib jetzt endlich Ruhe, ich will schlafen.«

3. Das Schnarchopfer kann und will und liebt nicht mehr – zumindest nicht in dieser Nacht – und ist an den Grenzen seines guten Willens angelangt.

Für diese und ähnlich Nerven zerfetzende Situationen empfehle ich anstatt der grundsätzlich auf Wohlwollen, Liebe und Verständnis basierenden Anti-Schnarch-Therapie ausnahmsweise die Anwendung der **STK**, der **S**chnarcher-**T**herapie-**K**eulen.

Im Idealfall nimmt der Schnarcher die STK wahr, obwohl er zu schlafen scheint. Er reagiert auf Geräusche, beantwortet sogar Fragen und kann sich am nächsten Morgen meistens an nichts erinnern.

Sollte das Schnarchopfer zutiefst verzweifelt sein und keinen anderen Ausweg mehr sehen, empfehle ich die erste, gemeinste und auch effektivste STK – einen ganz gewöhnlichen, möglichst älteren und somit lauten Elektrorasierer.

Beginnt der Schnarcher also sein Konzert und weigert sich beharrlich trotz freundlicher Ansprache des Partners, endlich zu schweigen, dann sollte das Schnarchopfer kurz den Rasierapparat einschalten und ihn in Ohrnähe des Schnarchers halten. Dabei ist darauf zu achten, dass das Schlafzimmerfenster geschlossen ist. In Einzelfällen ist leider durchaus damit zu rechnen, dass der Schnarcher das nervende Geräusch für den Rasenmäher des Nachbarn hält und im Halbschlaf aufgebracht ans Fenster stürzt, um sich lauthals über diese unverschämte nächtliche Ruhestörung zu beschweren.
Ist das Fenster geschlossen, entfällt ein aus dem Überschwang möglicher Sturz auf das Straßenpflaster, in den Vorgarten oder wohin auch immer.

Im Normal- und Idealfall reagiert der Schnarcher auf das Rasiererbrummen mit Schweigen.

Es ist ein derart unangenehmes Feedback auf sein eigenes Schnarchen, dass er länger als sonst zu überlegen scheint, ob er darauf nun Antwort schnarchen soll oder ob es besser ist, sich ruhig zu verhalten.

Wird der Schnarcher allerdings wach, dreht sich zum Opfer um und sieht in dessen Hand den Rasierer, könnte dieses zu langwierigeren Gesprächen über die momentane geistige Verfassung des Schnarchopfers führen – vermeidbar, wenn der Apparat nur kurz, aber nervig aufbrummt, um dann erst einmal schnell unter der Bettdecke zu verschwinden, entweder bis zum nächsten Einsatz oder bis zum nächsten Morgen.

In jedem Fall ist das Rasierergeräusch äußerst wirksam, wenn es um schnelle Unterbrechung der Grunz- und Röchelkonzerte gehen soll.

Folgend die Aufzählung weiterer STK, die wirklich nur in Notfällen anzuwenden sind, da sie zwar die Nachtruhe meist wieder herstellen, dafür aber tagsüber zu schwelendem Unfrieden zwischen den Partnern führen könnten.

STK 2: Einfaches Schimpfen mit kleiner Drohung. Zum Beispiel: »Wenn du jetzt nicht leise bist, dann koche etc. … ich eine Woche nicht mehr für dich.«

STK 3: Wütendes Schimpfen (in Zimmerlautstärke) mit der Ankündigung einer Schnarch-Geldbuße.
Bei vielen Schnarchern, besonders bei Männern, wird der drohende Verlust einer Geldsumme sogar im Halbschlaf ernster genommen als mögliche andere Einschränkungen.

STK 4: Geschichten erzählen.
Beispiel: »Oh, dein Chef kommt gerade zur Tür herein, kannst du bitte leise sein?«
Das Wort Chef kann natürlich beliebig ausgetauscht werden mit Namen wie zum Beispiel Claudia Schiffer, Udo Lindenberg etc.
Die Angst vor etwaigen Peinlichkeiten vor bestimmten Personen schüchtert meist selbst die wildesten Schnarcher ein und lässt sie verstummen.

Nebenbei: Es wäre Udo Lindenberg hoch anzurechnen, wenn er seinem rockigen Titel: »Der Greis ist heiß« in einem Refrain die Zeile: »Der Greis ist leis«, bezogen auf das Schnarchen der Männer, hinzufügen würde.

Warum sollten Promis die Öffentlichkeit nicht auch für das Thema Schnarchen sensibilisieren? Die Bekämpfung anderer Erkrankungen wird doch in den Medien inzwischen ganz selbstverständlich mit der Kraft der »großen Namen« deutlich vorangetrieben.

Die STK sind wirklich nur selten anzuwenden, denn das eigentliche Ziel der Anti-Schnarch-Therapie ist die wohlige, aktive Entspannung, die den Schnarcher in einen leisen, erholsamen Schlaf begleitet.

Neues aus dem Schnarcherleben

Glücklicherweise hatte ich häufig die Gelegenheit, mit Leserinnen und Lesern der ersten Auflage dieses Buches über ihre Erfahrungen und Therapie-Fortschritte zu sprechen.

Unter anderem berichtete eine Ehefrau, dass ihr Mann krankheitsbedingt drei Monate nicht arbeiten durfte. Schon nach einer Woche Arbeitsabstinenz hörte er auf zu schnarchen. Nach seiner Genesung und eine Woche nach Arbeitsbeginn begann er wieder laut und fast wütend zu schnarchen. Er hatte ganz offenbar am Arbeitsplatz wieder mit der leidigen Krötenschluckerei begonnen. Nun ist er Anhänger der Anti-Schnarch-Therapie und macht Nacht für Nacht lautlose Fortschritte.

Ein Leser berichtete, dass er wegen seiner Schnarcherei während eines Segeltörns vom Rest der Mannschaft dazu aufgefordert wurde, sein Schnarchen zu beenden. Sollte ihm dies nicht gelingen, drohte man ihm an, in der noch verbleibenden 14-tägigen Reisezeit bei Wind und Wetter an Deck schlafen zu müssen.
Diese Vorstellung ängstigte den Schnarcher derart, dass er seine ruhestörende Lärmbelästigung schon in

der folgenden Nacht einstellte und fortan friedlich und leise in seiner Kabine schlief.

Diese Geschichte bestätigt meine Überzeugung, dass es im Unbewussten eine Art »Anti-Schnarch-Strategie-Schublade« gibt, die nur entdeckt und aufgezogen werden muss. Doch leider erst wenn der Schnarcher massive Einschränkungen in seinem bisher ungestörten Nachtleben erfährt, versucht er notgedrungen seine Schnarcherei in den Griff zu bekommen.

Als äußerst wichtig und bereichernd wurden mit großer Häufigkeit die Partner-Gespräche über bedrückende Emotionen genannt.

Das Singen ist für viele Schnarcher die größte Hürde, und die Angst, sich zu blamieren oder falsch zu singen, ist groß. Dennoch haben die meisten Frauen und Männer ihre Scheu überwunden und singen, was die Kehle hergibt.

Das Singen schafft nach der Auseinandersetzung mit all den widerlichen geschluckten Kröten eine Atmosphäre der Heiterkeit, wirkt entlastend und entspannt.

Auffällig ist, dass die Lautstärke des Schnarchers schon bald nach Beginn der Anti-Schnarch-Therapie deutlich abnimmt, was schon ein wichtiger Schritt in eine gesündere Zukunft ist.

Schlusswort

Stellt sich ein Paar gemeinsam dem Schnarch-Problem mit dem dazugehörigen Optimismus, diese (Ruhe-) Störung auf Dauer beheben zu können, stehen die Chancen für eine schnarchfreie Zukunft gut.

Die Erfahrung zeigt, dass ein Schnarcher sich sein für ihn und andere Stress auslösendes Verhalten abtrainieren und es regelrecht verlernen kann.

MeinTipp: Integrieren Sie die Schritte der Anti-Schnarch-Therapie wie selbstverständlich in den Alltag Ihres zukünftigen Lebens. Sollte es zu Rückfällen in die Schnarcherei kommen, seien Sie geduldig und stärken Sie täglich Ihr Selbstvertrauen.

Während der aktiven, bewussten Auseinandersetzung mit dem Thema entsteht zusätzlich schon nach einiger Zeit ein hocherfreulicher Nebeneffekt der Anti-Schnarch-Therapie:

Der Schnarcher entwickelt eine Selbstkontrolle. Er hört sich immer häufiger schnarchen, wacht davon sogar auf und kann sich entweder durch die Veränderung seiner Schlafposition oder durch Autosuggestion in einen leisen, leichten Atemfluss lenken.

Welche Aussichten!

Hinweis:

Schnarchen wird unter anderem durch Übergewicht, Nikotin- und Alkoholkonsum sowie Fehlernährung begünstigt.
Es kann gesundheitliche Risiken in sich bergen.
Wie bereits im Buch erwähnt: Vertrauen Sie sich zusätzlich zu allen durchgeführten Selbsthilfemaßnahmen Ihrem Arzt an.

Cistustee zur Pflege
des Mund- und Rachenraumes

Name	Cistus – Zistrose
Lat. Name	*Cistus icanus ssp. tauricus*
Herkunft	Griechenland – Mittelmeerraum, Wildpflückung
Erscheinung	grau behaarte Zistrose, Strauch von bis zu 1 m Höhe
Blatt	oval-lanzettlich
Blüte	rosarot, aromatisch duftig

Geschichte

Im 4. Jh. v. Chr. wurde das Harz der Pflanze nach Ägypten und in den Sudan exportiert und dort als Mittel gegen Bakterien- und Pilzbefall eingesetzt. Der Abguss von Blatt- und Stängelteilen wird seither auch als Genusstee eingesetzt.

Zubereitung

Tee: 5 - 6 g (4 gehäufte Teelöffel) feinere Blatt- und Stängelteile pro Liter werden siedend übergossen und nach 5 - 6 Minuten abgegossen.

Anwendungsbereiche

- Äußerlich und innerlich bei Infekten und zur generellen Schleimhautpflege im Mund- und Rachenraum
- Antiviral, antibakteriell und pilzhemmend
- Bei Schnarchern wird empfohlen, zusätzlich zum Trinken und Gurgeln die Nasenschleimhäute mit Cistustee (Pipette) zu pflegen.

Der therapeutische Nutzen von Cistustee ist auf seinen besonders hohen Polyphenolgehalt zurückzuführen. Die Immunabwehr wird gefördert und die Schleimhautbereiche von Mund, Hals, Rachen, Magen etc. werden geschützt. Gute Ergebnisse auch in der Karies- und Parodontoseprophylaxe.

Neue Männer braucht das Land

Gastkommentar

Gegen das Schnarchkonzert meines Großvaters wagte sich in meiner Jugendzeit niemand aufzulehnen. Vaters Schnarchattacken wurden in der Familie schon eher mal kritisch erwähnt. Bis meine Mutter nach Freiwerden unserer Kinderzimmer die gemeinsame eheliche Schlafstatt verließ und mit siebzig Jahren ihren Schlaf endlich ungestört genießen durfte. Den Schnarchlauten unseres Vaters entfliehend, schliefen auch wir Kinder auf Urlaubsreisen »gern« vor dem Ferienhaus der Familie im Zelt.

Später dann, auf Hochsee-Segeltörns, sorgte der Skipper per Machtwort für Nachtruhe, wenn Schnarcher die Mannschaft terrorisierten. Der Sicherheit des Schiffes zuliebe musste die Mannschaft zur Wache ausgeschlafen sein. Wenn aber der Skipper selbst zu den Schnarchern zählte, dann galt für uns als »Bordsklaven« nur Eines: **Durchhalten!**

Heute setzen Frauen dem nächtlichen Schnarchterror ihrer Bettgenossen bei aller Liebe am Tage über Nacht engere Grenzen. Denn die Zeit weiblicher Leidensbereitschaft, Güte und Nachsicht ist vorbei. Wir Männer sollten uns bewusst machen, was wir unserer Partnerin und der Familie antun. Beim Schnarchen ertappt und darauf angesprochen, leugnen wir oft. Denn wir haben uns ja selbst nicht gehört.

Ein männlicher Zeitgenosse – 35 Jahre alt, verheiratet, zwei kleine Kinder – entgegnete mir einmal, dass die Frau sein Schnarchen ertragen müsse. »Meine Frau sägt nicht an dem Ast, auf dem sie sitzt …« Hinter ihm stand seine Partnerin mit zwei Kindern und vielsagendem Blick, die Tränen unterdrückend. Ergänzend fügte er an, dass sein Schlaf wichtiger sei, weil er einen schweren Job habe. Seine Frau könne am Tag zwischendurch schlafen.
Wen wundert es da noch, dass heutzutage die meisten Scheidungsanträge von Frauen eingereicht werden?

Die gesundheitlichen Folgen des Schnarchens (Atemaussetzer, Sauerstoffmangel in Gehirn und Organen, Demenz- und Parkinsonrisiko, Niedergeschlagenheit bei Tag, erhöhtes Schlaganfall- und Impotenzrisiko, Sekundenschlaf u.a.m.) machten mich sehr nachdenklich.
Möchte ich wirklich nach Beendigung meines Arbeitslebens oder sogar schon vorher zum Pflegefall werden? Ist es fair, meine Partnerin permanentem Schlafentzug auszusetzen? Warum regte mich Schlafentzug als Foltermethode bislang nur bei den Häftlingen im Straflager Guantanamo auf?

Bei vielen Frauen führt der permanente Schlafentzug durch das Schnarchen ihrer Partner zu Aggressionsschüben mit Mordgelüsten, Depressionen, Angstattacken. Sie leiden an Immunschwäche, Störungen im Hormonhaushalt, Gedächtnisschwäche, Allergien und am Burnout-Syndrom. Was war ich eigentlich für ein Schurke, dass mir als liebendem Ehemann das alles offenbar nicht wichtig genug war?
Würde ich mir anders herum permanentes Schnarchen meiner Partnerin ebenso gefallen lassen?

Männliches Schnarchen konnte früher vielleicht wilde Tiere abschrecken, heute verjagt es nicht mal mehr Einbrecher. Es taugt eher dazu, dass sich unsere Frauen vorzeitig aus Partnerschaften lösen und sich jüngeren Nichtschnarchern oder einem vergnüglichen Single-Leben zuwenden. Offenbar haben wir Schnarcher uns seit Jahrtausenden nicht weiterentwickelt. Wir sind in einer Sackgasse der Evolution gelandet. Und doch erwächst aus dieser Betroffenheit über eigenes Unvermögen auch die Chance zur Umkehr in eine schnarchfreie, stabilere, liebevollere Partnerschaft.

Von meiner Frau in meinem Schnarchverhalten beobachtet und bei Tag auf die gesundheitlichen und partnerschaftlichen Folgen dessen angesprochen, beschloss ich, das Schnarchen einzustellen. Aber wie?

Ich kaufte Schnarchsprays, Nasensalben, eine Nasen-Schnarchklammer und vieles mehr. Nur leider ohne Erfolg. Schließlich ging ich zum HNO-Arzt, der mir ein flatterndes Gaumensegel und lockere Rachenschleimhäute diagnostizierte. Aber für dreihundert Euro Anzahlung könne er mir eine Verödungs-Sonde, exakt auf mein Gaumenzäpfchen maßgeschneidert, anbieten. Und für weitere dreihundert Euro würde er dann ambulant eine Verödung des Gaumenzäpfchens mittels Stromimpulsen vornehmen.

Der Begleitprospekt des Sondenherstellers versprach keine anhaltenden Dauererfolge, sondern nur, dass bei vielen Patienten danach das Schnarchen beseitigt oder zumindest leiser wäre.

Mir bekannte Patienten, die ich auf den Erfolg dieser elektrischen »Verstümmelungsmethode« ansprach, schnarchten nach einigen Monaten der Geräuschminderung wieder wie zuvor.

Später hörte ich von einer Anti-Schnarchschiene, die nachts den Unterkiefer nach vorn ziehe, sodass das Rachengewebe gestrafft würde. Dies verhindere das Schnarchen effektiv und vermindere zudem ein durch Atemaussetzer bedingtes Herzinfarkt-Risiko. Hierzu gab es 2009 auf Sylt einen Vortrag anlässlich der jährlich stattfindenden zahnärztlichen Fortbildungstagung der Zahnärztekammer. Anti-Schnarchschienen, maßgefertigt von Zahntechnikern und durch den Zahnarzt nach vorheriger Abklärung durch Lungenfacharzt und Schlaflabor eingesetzt. Klingt vielversprechend.

Doch was passiert, wenn mein Rachengewebe sich durch die dauerhafte nächtliche Straffung mitdehnt und die Unterkieferschiene irgendwann nicht weiter verstellt werden kann? Schließlich erfolgt durch die Schiene keinerlei dauerhafter Muskelaufbau zur Schnarchverminderung. Laufe ich dann wieder als Schnarcher und zusätzlich noch mit einem Schaufelkinn gezeichnet durchs weitere Leben?

Weder im Internet noch in den Patienten-Werbeprospekten wird hierauf ernsthaft eingegangen. Langzeitstudien werden auch nicht aufgeführt. Interdisziplinär handelt es sich doch wohl eher um eine Geldverteilung zwischen Zahnmediziner, Zahntechniker, HNO-Arzt, Lungenfacharzt und Schnarchlabor. Ach ja, und der Hersteller der Anti-Schnarchschiene zählt auch noch mit zu diesem Verteilungsreigen.

Ich finde, von einer solchen Gesundheitsfürsorge sind wir Schnarcher lange genug verschaukelt worden. Da entscheide ich mich, zumal ich keine lebensbedrohlichen Atemaussetzer habe, für kostenfreie Maßnahmen.

Seither programmiere ich frei nach Sabine Krüger täglich meine »Festplatte«, indem ich am Abend »Krötenentsorgung« betreibe, vor dem Einschlafen ein wenig meditiere, mir das Schnarchproblem und die ernsten Folgen auch am Tag vor Augen führe.
Ich trinke Cistustee zur Pflege meines Hals- und Rachenraumes, pflege die oberen Atemwege. Auch im Singen versuche ich mich. **Hierdurch schnarche ich in der Tat viel leiser und zunehmend auch gar nicht mehr.** Und am Morgen bin ich ausgeschlafener und kann den ganzen Tag stressfreier gestalten. **Das alles hätte ich vor Jahren nicht für möglich und anders lautende Berichte nur für Blödsinn gehalten.**

Ich halte Sabine Krügers Anti-Schnarch-Therapie, die über das »Krötenspucken« die Psyche in den Vordergrund stellt, für absolut richtig.
Sie ist, wenn der Schnarcher ihren Empfehlungen folgt, eine erfolgreiche und die Partnerschaft stärkende und festigende Therapie.
Und das ohne Kosten, ohne Risiken und überdies noch mit äußerst angenehmen Nebenwirkungen.

Ernst Janssen
(Ehemann der Autorin und Ex-Dauerschnarcher)

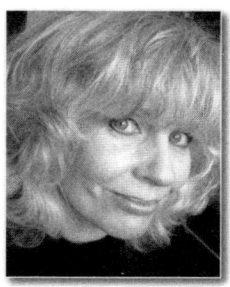 **Sabine Krüger**, geboren 1956 in Berlin, ist Liedermacherin und Autorin, textete und komponierte für verschiedene Interpreten, auch Kinderlieder für TV-Sendungen sowie Chansons für Berliner Kabarettisten.

In ihren zahlreichen Veröffentlichungen im Musikbereich (CDs) basieren die Texte stets auf gründlich recherchierten oder erlebten Begebenheiten. Ihre Auftritte mit eigenem Chansonprogramm erfahren stets höchste Anerkennung von ihrem Publikum aller Alters- und Berufsgruppen.

– Krügeres Lieder sind witzig, originell und wunderbar formuliert, hin und wieder auch melancholisch, aber immer mit einem Sinn für Pointen. – cr/Sylter Spiegel

Seit 2001 lebt Sabine Krüger auf Sylt und tritt dort wöchentlich mit ihren Programmen im *Kleinkunstforum im TEEhaus* und 14-tägig in der *Asklepios-Kurklinik Westerland* vor Publikum aus allen Regionen Deutschlands, Österreichs und der Schweiz auf.

Weitere Auftritte: *MS Europa, Werkstatt-Galerie Calenberg*, Hannover, sowie in Gesprächsrunden bei Radiosendern und in Talkshows.

Mehr Informationen finden Sie unter www.Sabine-Krüger.info

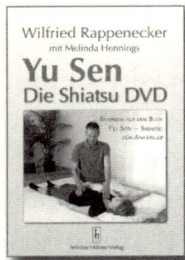

Wilfried Rappenecker mit Melinda Hennings

Yu Sen – Die Shiatsu DVD

Die Prinzipien und Grundtechniken des Shiatsu werden ausführlich vorgestellt. Nach den Grundbehandlungen in der Bauch-, Rücken- und Seitenlage werden Behandlungen aller Meridiane gezeigt, abschließend mit 6 Übungen zur Förderung des Energieflusses.

Die DVD basiert auf dem Standardwerk für die Shiatsu-Ausbildung *Yu Sen – Shiatsu für Anfänger* und dient als Schulungsmaterial während einer Shiatsu-Ausbildung, ist aber auch für jeden geeignet, der sehen und lernen möchte, wie Shiatsu zu innerer Ruhe, Gesundheit und Wohlbefinden beitragen kann.

Wilfried Rappenecker ist Arzt für Allgemeinmedizin. Als Leiter der *Schule für Shiatsu Hamburg* und der *Internationalen Shiatsu-Schule Kiental*, Mitbegründer der *Gesellschaft für Shiatsu in Deutschland* (GSD) gilt er als einer der profiliertesten europäischen Vertreter professioneller Shiatsu-Therapie.

DVD 120 Minuten   ISBN 978-3-927359-45-1

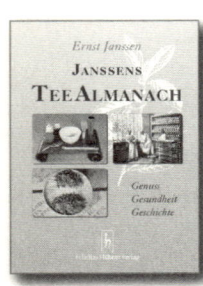

Ernst Janssen

Janssens Tee Almanach

Das Handbuch für Teeliebhaber!

Altes und neues Teewissen – geprüft vor dem Hintergrund neuzeitlicher Medizin und Ernährungskunde – sowie neue Erkenntnisse zur richtigen Zubereitung und erstmalig das komplette Fachvokabular der Teekoster.

»Eines der umfassendsten Bücher über Tee, das ihn in allen Aspekten beleuchtet, wissenschaftlich, gesundheitlich rund um Sorten und Zubereitung.« SWR, Planet Wissen

288 Seiten 137 Abb.   ISBN 978-3-927359-85-7